CONTRIBUTION A L'ÉTUDE

DES

KYSTES DU FOIE ET DES REINS

ET DES

KYSTES EN GÉNÉRAL

PAR

Eugène COURBIS,

Docteur en médecine de la Faculté de Paris,
Ex-interne des hôpitaux,
Lauréat de l'École de médecine de Lyon (1873).

AVEC UNE PLANCHE LITHOGRAPHIÉE.

PARIS
LIBRAIRIE J.-B. BAILLIÈRE ET FILS
19, rue Hautefeuille, près le boulev. St-Germain

1877

CONTRIBUTION A L'ÉTUDE

DES KYSTES DU FOIE ET DES REINS

ET DES KYSTES EN GÉNÉRAL

CONTRIBUTION A L'ÉTUDE

DES

KYSTES DU FOIE ET DES REINS

ET DES

KYSTES EN GÉNÉRAL

PAR

Eugène COURBIS,
Docteur en médecine de la Faculté de Paris,
Ex-interne des hôpitaux,
Lauréat de l'École de médecine de Lyon (1873).

AVEC UNE PLANCHE LITHOGRAPHIÉE.

PARIS
LIBRAIRIE J.-B. BAILLIÈRE ET FILS
19, rue Hautefeuille, près le boulev. St-Germain.

1877

CONTRIBUTION A L'ÉTUDE

DES

KYSTES DU FOIE ET DES REINS

ET DES

KYSTES EN GÉNÉRAL

INTRODUCTION.

L'étude des maladies du foie est depuis quelques années l'objectif d'un grand nombre d'observateurs et de micrographes distingués, à l'étranger et surtout en France. Toutefois il est une forme d'affection qui n'est décrite dans aucun des auteurs habituels. Nous voulons parler de certains kystes qui, jusqu'à ce jour, confondus soit avec la rétention biliaire simple, soit avec les poches parasitaires, n'avaient pas reçu d'explication.

M. le Dr Mayet, médecin des hôpitaux de Lyon, avait trouvé, en faisant une autopsie, un foie et des reins, qui, nous dit-il, offraient le même aspect que les pièces qui furent présentées par nous à la Société des sciences médicales. Ce n'étaient, d'après cet observateur, ni des kystes biliaires, ni des kystes parasitaires. L'examen histologique n'ayant pas eu lieu, nous rapporterons simplement pour mémoire cette observation dans le courant de notre travail. (Il a été impossible à M. Mayet de retrouver les notes qu'il avait prises à ce sujet.)

Alors que l'attention des esprits se trouve attirée surtout du côté de l'anatomie pathologique des divers organes, nous avons cru profitable de publier l'observation recueillie dans le service du professeur Rambaud et d'en faire le sujet de notre thèse inaugurale.

La rareté de la pièce pathologique que nous avions rencontrée, nous avait déterminé à la présenter à la Société des sciences médicales de Lyon; et, à la suite de la discussion qu'elle souleva, nous fûmes engagé à rechercher les observations analogues. A la fin du petit mémoire que nous publiâmes à ce sujet, nous vous demandions s'il existait une loi régissant la dégénération kystique du foie et des reins; et si l'on pouvait considérer cette affection comme non encore décrite ou non classée dans le cadre des maladies hépatiques.

Les diverses recherches auxquelles nous nous sommes livré ne nous ont rien appris à ce sujet. Quelques auteurs, et récemment M. Laveran, professeur au Val-de-Grâce, ont bien parlé des kystes des reins, — mais quant aux kystes hépatiques, sauf l'observation de M. Komorowski, dont l'histologie est due à M. Malassez nous n'avons pas trouvé d'explication sur la genèse de ces tumeurs.

Peut-être qualifiera-t-on d'hypothèse pure la théorie que nous invoquons pour l'interprétation de ce fait pathologique; mais on ne saurait récuser les preuves que nous apportons à l'appui de notre manière de voir. Ce que nous nous proposons surtout, c'est d'attirer l'attention sur des faits qui n'ont pas été étudiés à fond, et de multiplier des recherches qui pourront élucider la question.

Notre sujet se divisera ainsi :

1° Nous citerons en premier lieu l'observation qui fait notre travail.

2° Nous discuterons ensuite l'origine des kystes et leur développement dans les canalicules biliaires de nouvelle formation.

3° Nous étudierons rapidement l'origine et la forme de ces canalicules dans la cirrhose hépatique.

4° Nous rapporterons en dernier lieu les observations analogues que nous avons pu recueillir.

Dans notre dernière partie, après avoir passé en revue les opinions de quelques auteurs sur l'origine des kystes en général, nous nous appuierons sur les faits que nous avons observés pour soutenir l'idée émise par de nombreux observateurs, et tout récemment par M. Malassez et de Sinety, de l'origine épithéliale d'un grand nombre de kystes vrais. Ces kystes dériveraient du feuillet externe et du feuillet interne du blastoderme.

Il est bien entendu que nous voulons parler des kystes vrais (kystômes) et non des rétentions ou des hydropisies dans des cavités préexistantes.

Nous osons compter sur l'indulgence de nos juges pour excuser l'imperfection de ce travail. Nous avons fait tous nos efforts pour élucider un sujet un peu obscur par lui-même. Nous espérons que leur bienveillance ne nous fera pas défaut.

Qu'il nous soit permis de remercier publiquement ici tous ceux, maîtres ou collègues, qui nous ont aidé soit de leurs leçons, soit de leurs conseils ou de leur talent. Nous nommerons ici, pour ne pas les citer tous :

M. le professeur Rambaud; M. le Dr Charpy, chef de travaux anatomiques de la Faculté de Lyon, qui nous a suggéré l'idée de ce travail et qui a bien voulu mettre à notre disposition ses connaissances en histologie; et enfin notre collègue et ami M. J. Gros, dont le crayon a reproduit si fidèlement la pièce que nous avions recueillie.

PREMIÈRE PARTIE.

DÉGÉNÉRESCENCE KYSTIQUE DU FOIE ET DES REINS.

Observation. — (Recueillie à l'Hôtel-Dieu de Lyon, service de M. Rambaud.) — Jean Vicgay, cultivateur, âgé de 62 ans, né à Saint-Denis, entré à l'hôpital le 12 septembre 1876.

Comme antécédents pathologiques, ce malade se souvenait avoir eu, il y a vingt ans, une certaine quantité de liquide dans l'abdomen. Les applications vésicantes en auraient eu raison.

Il y a quatre ans, il remarqua une tumeur occupant la région épigastrique et descendant dans l'hypochondre droit. Cette tumeur a pris de grandes proportions, surtout depuis un an, et s'est compliquée d'un épanchement ascitique assez abondant.

Quelques troubles digestifs viennent encore aggraver l'état dans lequel il se trouve. Vu l'abondance de l'épanchement intra-abdominal, on pratique une ponction et l'on retire 15 litres de sérosité claire et citrine.

L'exploration de la tumeur devient alors plus facile. Elle est volumineuse, envahissant la presque totalité de l'abdomen, sauf à gauche — les bords sont résistants, mousses—la surface en est inégale, bosselée, et présente des nodosités fluctuantes, ne semblant pas communiquer entre elles.

Il est à noter que notre malade n'a jamais présenté

de phénomènes d'ictère; les selles et les urines sont normales. De plus, l'aspect général de cet homme, de même que la durée de l'évolution du néoplasme permettent d'éliminer l'idée d'une tumeur cancéreuse.

Une ponction au niveau du foie à titre d'exploration donne issue à un liquide citrin, ne contenant pas d'hydatides, ni aucune espèce de parasites.

Le 2 novembre, le malade succombe.

L'autopsie est pratiquée le 4 novembre par le Dr Odin, chef de clinique et par nous. L'ouverture de la poitrine nous permet d'enlever les organes cardio-pulmonaires. Le cœur est volumineux, à parois flasques et graisseuses sans lésions d'orifices.

Les poumons présentent un emphysème sous-pleural et interlobulaire des plus marqués. On trouve sous la plèvre viscérale des tumeurs gazeuses de la grosseur d'une amande.

L'ouverture de la cavité abdominale donne issue à 5 ou 6 litres de sérosité claire. Le foie est très-volumineux, et ce qui nous étonne, c'est de trouver cet organe complètement recouvert d'une multitude de kystes à parois blanchâtres, laissant apercevoir par transparence un liquide citrin. (Voir la planche.)

L'extraction de l'organe est entravé par une foule d'adhérences péritonéales assez solides et assez épaisses, sauf à la face inférieure où les tractus sont assez lâches.

Le poids de la glande hépatique est de 8 kilos.

Diamètre transversal	36 centimètres.
— antéro-postérieur	29 —
— vertica	11 —

La face convexe, ainsi que je l'ai dit, est hérissée de petits kystes variant de la grosseur d'un œuf à la tête d'une épingle, disséminés sans ordre, et ayant envahi à peu près complètement le tissu normal. Entre les tumeurs on voit des traînées de tissu sain qui a été refoulé par l'extension des kystes. En d'autres points, le tissu hépatique qui a conservé son aspect ordinaire, présente des tumeurs plus petites en voie d'évolution. Il est facile de constater que, à part la dégénérescence graisseuse, le tissu est celui du foie à l'état normal.

Le bord antérieur est parsemé de kystes plus volumineux et qui se percevaient parfaitement pendant la vie.

A la face inférieure, nous trouvons la vésicule remplie de liquide biliaire normal sans calculs. *Le hile du foie* est *complètement libre* et les vaisseaux ne sont comprimés par aucune tumeur.

Le lobe droit et le lobe gauche sont envahis par des poches plus volumineuses encore que celles de la face supérieure. Quelques-unes atteignent le volume d'une grosse orange. Leur paroi conserve l'apparence nacrée transparente, d'autres plus épaisses sont d'un noir bleuâtre. Quelques kystes enfin ont une paroi tantôt membraneuse, tantôt formée de parenchyme hépatique aminci par refoulement et présentant de petites vésicules transparentes de la grosseur d'un grain de millet.

La capsule de Glisson est à peu près intacte, sauf en quelques points où il y a un peu d'épaississement et des adhérences péritonéales. On la voit, en l'enlevant, passer du tissu sain du foie, sur des kystes de petit volume, sans y adhérer; ce n'est que sur de plus grosses poches qu'elle s'est épaissie, et a contracté des connexions assez intimes avec la membrane kystique.

La coupe du foie nous permet de constater que l'intérieur de l'organe offre un aspect identique à celui de la surface. On trouve de vastes poches à parois blanches, lisses, nacrées, et indépendantes les unes des autres.

Tantôt, l'isolement a lieu seulement par une membrane épaisse semblable à la membrane enveloppante. Ce sont deux poches adossées, dont le tissu sain a été refoulé ou atrophié.

Tantôt, au contraire. on retrouve encore une mince couche de parenchyme hépatique, qui offre à la coupe la teinte jaunâtre et grasse du foie graisseux.

En résumé, nous trouvons : une capsule de Glisson légèrement épaissie, surtout au niveau des points à frottements. Le tissu hépatique en dégénérescence graisseuse simple, sans indurations, sans nodosités, et serrées au milieu de ce tissu qui a été refoulé, une innombrable quantité de poches kystiques sans rapports entre elles, non plus qu'*avec les vaisseaux biliaires.*

Les reins présentent la même dégénérescence, ils sont considérablement hypertrophiés. La capsule fibreuse est complètement intacte et indépendante des kystes ; ici, les tumeurs, du volume d'une noisette, ont une teinte d'un noir bleuâtre, analogue aux parois veineuses vues à travers la peau. La coupe permet de constater qu'elles sont identiques aux tumeurs trouvées dans le foie. La partie corticale et la partie médullaire des reins sont également envahies.

Le parenchyme rénal est légèrement hyperémiée, surtout au niveau des pyramides.

L'estomac, la rate, le poumon, les muscles, ne présentent aucune espèce d'altération. L'absence de phénomènes nerveux pendant la vie nous a fait négliger l'examen des organes encéphalo-médullaires.

Examen du liquide recueilli. — Dans le foie, certains kystes de la surface, et ce sont les plus petits, donnent un liquide citrin séreux, ne se coagulant pas spontanément, il contient une certaine quantité d'albumine, quelques chlorures.

Dans les poches volumineuses de l'intérieur de l'organe, nous obtenons un liquide légèrement sirupeux, contenant une certaine quantité d'albumine, de la mucine, du chlorure, et ne précipitant pas la liqueur de Fehling.

D'autres kystes enfin, contiennent un liquide plus épais, puriforme, ou plus ou moins teinté par de l'hématine dissoute. Il ne contient ni bile ni éléments biliaires.

M. Lamante, ex-interne en pharmacie des hôpitaux de Paris, a bien voulu nous prêter son concours dans l'analyse des liquides recueillis. Le liquide extrait des kystes du foie, donne les résultats suivants ;

Il contient une forte proportion de mucine;

Précipité assez marqué d'albumine;

Quelques traces de chlorures ;

Pas de pigments biliaires, soit par le reactif de Gmelin, soit par celui de Petenkofer;

Pas de cristaux de cholestérine;

Pas de sucre;

Pas d'urée;

Le liquide des reins est coloré par les éléments du sang, il ne contient pas de fibrine;

Très-peu de mucus;

Léger trouble albumineux par la chaleur;

Urée, 2 grammes par litre, dosée par le procédé de M. Yvon.

L'examen histologique du foie et des reins a été fait par le docteur Charpy, chef des travaux anatomiques, qui a bien voulu nous aider de ses conseils.

En examinant à l'œil nu les portions du foie sans kystes, ou avec kystes, du volume d'un grain de millet, on constate l'apparence du foie muscade (point rouge central, zone jaunâtre et cercle rouge périphérique, avec de minces tractus fibreux).

Au microscope : après durcissement dans l'acide picrique, gomme et alcool, les lobules hépatiques sont infiltrés de graisse, surtout à leur périphérie; ils sont séparés les uns des autres en un groupe de trois ou quatre par des travées fibreuses.

Cette sclérose est diffuse, généralisée à tout le foie, n'atteignant nulle part un grand développement, elle est extra-lobulaire, ne pénétrant entre les cellules hépatiques que secondairement et dans des points limités. Elle est constituée par un tissu conjonctif à fibres minces et très-pauvres en cellules.

Dans les espaces interlobulaires agrandis, circulent de nombreux capillaires remplis de globules rouges.

A côté d'eux, se montrent un grand nombre de canalicules biliaires de nouvelle formation. Ils apparaissent sous la forme de boyaux épithéliaux, formés de deux rangées de cellules sphériques, petites, à grand noyau, devenant par pression, polyédriques ou allongées.

Ces canalicules sans lumière décrivent des courbes sur la périphérie des lobules et pénètrent entre les cellules, où ils forment des réseaux à mailles, losangiques ou rectangulaires.

Près de ces canalicules à deux rangées de cellules, on en voit d'autres qui sont plus larges et remplis de cellules épithéliales, comme de gros bourgeons cylindriques.

D'autres, enfin, renferment à leur centre des noyaux épithéliaux et une masse claire, finement granulée, qui paraît être du mucus coagulé. Ce sont *ces canalicules à sécrétion muqueuse*, qui sont le point de départ des kystes. (Voir la planche.)

Ceux-ci apparaissent dans les espaces sclérosés sous forme de cavités elliptiques au début, et souvent au nombre de deux par espace. Les moins grands sont composés d'une rangée de cellules épithéliales pavimenteuses, quelques-unes allongées et en faisceaux, la plupart polyédriques et reposant à plat sur le tissu fibreux périphérique.

Elles entourent de toutes parts une masse finement granuleuse qui remplit la cavité. Au milieu du mucus coagulé se trouvent emprisonnées des cellules épithéliales, des globules rouges, des globules blancs avec granulations d'hématoïdine. Dans quelques-uns de ces kystes, la paroi est formée, non par une seule rangée, mais par deux rangées de cellules agglomérées.

Dans aucun de ces kystes, et à aucune époque de

leur développement, on ne trouve de granulations biliaires ni de crochets d'hydatides. Les plus grands sont liquides, ce qui tient vraisemblablement à ce que la sécrétion muqueuse y a été remplacée par un exsudat séreux.

Remarquons encore que l'analyse chimique a retrouvé dans le liquide, du mucus en abondance, mais aucune trace de pigments biliaires.

Il s'agirait donc ici d'une sclérose interlobulaire du foie avec formation de canalicules biliaires nouveaux; fait commun dans la cirrhose. Nous reviendrons, du reste, dans un de nos chapitres, sur cette formation qui accompagne les diverses formes de sclérose.

La rareté du fait particulier consiste en ce que les nouveaux canalicules ont subi la dégénérescence kystique, et cela à un degré tel que cette lésion secondaire et accessoire, primitivement, a fini par devenir prédominante cliniquement et anatomiquement.

Ces kystes, purement muqueux au début, sont devenus séreux par la suite, avec hémorrhagie et liquide purulent en quelques points. La marche graduelle de cette dégénérescence est facile à suivre sur les coupes du tissu.

L'absence *chimique* et *histologique* de tout pigment biliaire, même dans les plus petits kystes; l'absence de tout canal biliaire ancien dans les espaces interlobulaires; la multiplicité des kystes vraiment innombrables, sont autant de caractères qui ne permettent pas de songer à une simple rétention biliaire dans les canaux préexistants, ainsi qu'on le voit communément.

Quant aux reins, ils présentent les lésions d'une maladie de Bright avancée. Glomérules en masses fibroïdes; tubes remplis d'une substance vitreuse, jaunâtre, qui semble formée par des cellules épithéliales, soudées, déformées et infiltrées de sels calcaires. Les kystes siégent presque tous dans la substance médullaire. On suit tous les degrés de leur formation : ce sont des tubes à masses colloïdes, qui, de l'état de simple dilatation, arrivent à former de véritables kystes, à contenu très-variable, sérum, boue caséeuse, etc.

Autour des tubes et des glomérules on trouve une sclérose conjonctive, qui, cependant ne paraît pas assez intense pour avoir été la lésion initiale. La lésion parenchymateuse est certainement primitive et actuellement prédominante.

Telle est l'observation que nous lûmes à la Société des sciences médicales de Lyon, en mars 1877, en même temps que nous présentions à l'examen des membres les pièces pathologiques à l'appui.

Avant de passer à la discussion sur l'origine des kystes de cette nature, nous rechercherons s'il n'existe pas d'observations analogues qui puissent se rapporter à une lésion identique.

Historique. — Portal, dans son Traité des maladies du foie, ne dit absolument rien de cette forme de kystes.

Il rapporte cependant un cas de dégénérescence gélatineuse qui, à certains points de vue, pourrait donner à croire qu'il s'agissait de kystes à contenu épais. Le foie était si grand qu'il occupait la majeure partie du bas-ventre, et refoulait le diaphragme ; sa forme était presque ronde. Il était à l'extérieur inégalement bosselé par diverses éminences. L'on vit, dès qu'on eut enlevé la membrane qui le recouvrait, que les éminences contre nature étaient formées d'une substance visqueuse qui avait peu de consistance, et dont la couleur était roussâtre; l'intérieur du foie en était plein.

Lassus avait publié, dans le journal de Corvisart, une observation de kyste séreux du foie, qui fut regardé plus tard comme un kyste hydatique.

Toutefois, après les recherches d'Hawkins sur les kystes du foie, il est impossible de nier une altération qui paraît assez fréquente. (Compendium de médecine.)

Il n'est pas donné d'explications sur la façon dont les kystes se forment et qui sont simplement regardés comme des raretés pathologiques. Toutes les observations rapportées plus tard semblent affirmer que tous les kystes sont dus à la rétention biliaire pure. Ce fait est le plus fréquent, en effet.

M. Cruveilhier a cité quelque cas d'hydropisie enkystée du foie, mais il ne peut être question de véritables kystes. Il explique du reste très-clairement leur mode de production. Il se forme une sorte de péritonite périhépatique avec adhérences multipliples; celles-ci sont en forme de poche, ou laissent entre le péritoine et la capsule de Glisson un petit espace qui est rempli par un exsudat séreux consécutif. Aussi les hydropisies enkystées *siégent-elles exclusivement à la périphérie* de l'*organe* et n'offrent aucun des caractères des kystes véritables.

Frerichs, dans son Traité des maladies du foie, consacre peu de mots à cette affection ; il mentionne la rareté des kystes séreux du foie, mais il n'en donne pas d'explication, il constate simplement qu'ils ne communiquent pas avec les voies biliaires.

Bristowe trouva le *foie* et les *reins* criblés de kystes à leur surface et dans leur épaisseur. Les parois de ces kystes étaient blanchâtres, leur face interne était tapissée par une couche de cellules aplaties, ils contenaient une sérosité incolore. On ne trouva pas de communication avec les canaux biliaires. La matière injectée dans les conduits pénétrait seulement par rupture, dans certaines parties des kystes, dont quelques-uns occupaient le centre des lobules. Beale pensa que ces kystes procédaient des cellules hépatiques. Le reins présentaient la même altération.

D'après Wilks, on trouve au musée de Guy's hospital d'anciennes préparations d'affections semblables ayant envahi simultanément le foie et les reins.

Frerichs a trouvé la même lésion ayant envahi le foie et les reins chez une vielle femme de 65 ans qui mourut à l'hôpital de Breslau; à l'autopsie on trouva le foie farci de nombreux kystes du volume d'un pois à celui d'un haricot, remplis d'un liquide clair. Des kystes semblables étaient dissiminés en grand nombre dans la substance corticale du rein gauche, qui était en outre couverte de rétractions cicatricielles. Le rein droit ne contenait pas de kystes.

Le même auteur (observation VI, p. 121) cite encore un fait où l'on trouve le foie envahi par quelques kystes. leur contenu liquide, analysé avec soin, se rapproche beaucoup de celui que nous avons trouvé nous-même, mais la vésicule biliaire contenait en abondance des concrétions muriformes. La secrétion ou tout au moins l'écoulement de la bile n'avait plus lieu, et il est de toute évidence que l'on avait affaire dans ce cas particulier à des kystes par rétention. (Voir la pl. 26.)

Friedreich trouva dans un foie pigmenté atteint d'*atrophie* un kyste à mucus épais tapissé par un épithélium pavimenteux. Faut-il voir dans ce cas une simple rétention biliaire? c'est ce que semble admettre l'auteur.

Eberth observa un kyste du volume d'une noisette dans un foie amyloïde. Il offrait de nombreuses anfractuosités avec prolongements déliés. Son contenu était muqueux et son revêtement épithélial était composé de deux rangées de cellules, les unes sphériques, les autres cylindriques à cils vibratiles; on ne put trouver de communication avec les voies biliaires. Faut-il voir là une hypergenèse de l'épithélium préexistant, ou une hétérotopie simple. C'est ce que l'auteur n'ajoute pas. (Frerichs, maladies du foie.)

Rindfleisch avait remarqué la coïncidence fréquente qui existe entre les kystes du foie et les lésions rénales de même nature. Cet auteur admet la rétention pour expliquer tous les kystes du foie. Par suite d'une obstruction siégeant sur un point quelconque des conduits biliaires, on voit les canaux inter-lobulaires s'élargir progressivement. Au début il est toujours facile d'y retrouver les éléments de la bile. Ce sont donc de simples ectasies des canalicules biliaires dues à la rétention. Du reste, ajoute cet auteur, il a toujours été facile de remonter à l'origine des kystes.

Il est cependant des cas où il est bien difficile d'admettre le mécanisme invoqué par lui. C'est précisement l'observation qu'il cite plus loin qui paraît le mieux se rapprocher du fait que nous avons observé nous-même. J'ai observé, dit cet auteur, ainsi que plusieurs anatomistes (Rokitansky Fœrster) de nombreux kystes du foie avec dégénérescence cystoïde des reins. La partie antérieure du foie était beaucoup plus riche en poches que la partie postérieure et l'intérieur de l'organe. C'est au centre de celui-ci que l'on peut le mieux observer leur développement.

Au centre de quelques nodules de tissu conjonctif, on trouve un point qui n'est *autre* qu'un *canal biliaire élargi.* La partie dilatée présente une forme *ellipsoïde* et son épithélium cylindrique se continue avec l'épithélium des conduits excréteurs.

Les grosses dilatations kystiques présentent des culs-de-sac s'étendant dans le parenchyme ambiant. Naunyn voulut en déduire que les tumeurs s'accroissaient par bourgeonnement épithélial et les ranger dans les adénomes.

Peu après on voit les parois se perforer et les kystes affecter la forme alvéolaire. Quand les trabécules ont disparu, on a un kyste unique semblable à un kyste par rétention. (Rindfleisch, Anat. path. 1873.

Nous aurions donc, dans l'observation citée par Rindfleisch, une prolifération de l'épithelium des conduits excréteurs. Faut-il voir là un simple fait de rétention? Évidemment non, car l'auteur aurait retrouvé dans les kystes le produit de la sécrétion biliaire, surtout dans les plus jeunes kystes, alors que la lésion est à son début.

La seule différence entre le cas observé par cet auteur et notre fait propre, c'est le point de départ, qui pour lui a lieu dans les canaux excréteurs anciens, tandis que pour nous les canalicules de nouvelle formation sont seuls en cause, attendu que dans les points où les kystes peuvent le mieux s'étudier, les canaux anciens ont disparu et sont remplacés par des traînées épithéliales composées de deux rangées de cellules.

Au fond l'élément originel dans l'une et l'autre affection est toujours l'épithélium canaliculaire. Aussi ne pouvons-nous nous expliquer la dénomination d'Adénome attribuée par Naunyn à une lésion du même genre. Pour nous, nous lui donnerions plutôt le nom d'épithéliome si par la sens que l'on attribue aux lésions ainsi nommées nous ne craignions pas d'introduire une fâcheuse confusion dans les affections de cette nature. Nous reviendrons du reste sur cette question à la suite de l'observation de M. Malassez.

Le professeur Virchow n'admet dans le foie que les kystes par rétention et les kystes parasitaires. Quant aux premiers, dit-il, il faut se montrer très-prudent pour déterminer leur nature, lors même que l'on n'y trouverait plus les produits de la sécrétion habituelle de la glande. Ces kystes présentent, en effet, trois stades :

Dans le premier stade, sécrétion biliaire, accumulation dans un conduit oblitéré.

Dans le deuxième stade, précipitation ou résorption des éléments de la bile, et sécrétion muqueuse.

Dans la troisième phase, transformation séreuse du contenu ; et, dans cette forme, Virchow cite le nombre, toujours très-restreint, des kystes.

C'est à cette transformation qu'il faut sans doute

rattacher ce que l'on a écrit sur la bile incolore. Ritter croit que, toutes les fois que l'on trouve dans les canaux biliaires un liquide incolore, on a devant les yeux de la bile dépouillée de ses principes colorants. Prus adopte cette opinion.

Il est certainement plus probable que la bile longtemps contenue se résorbe, et qu'un liquide muqueux sécrété par les parois kystiques prend sa place.

On assiste donc ainsi aux trois phases décrites par le professeur de Berlin.

Dans l'observation que nous avons rapportée, il ne peut pas y avoir de confusion possible; car les kystes du plus petit volume ne contenaient pas de traces de pigments biliaires, ou, si l'on veut, on ne trouve pas le premier stade de l'affection, tandis que les canaux biliaires anciens, partout où ils existent, sont gorgés par le liquide normalement sécrété par la glande.

Il faut arriver jusqu'à cette dernière année pour trouver des faits qui puissent se rapprocher du cas que nous avons décrit, et qui sert de base à notre étude.

M. Lancereaux, dans son Traité d'anatomie pathologique, a fait mention du kyste séreux du foie. Il cite une observation où les poches ont succédé à une tumeur érectile de l'organe. M. Lebert avait observé un fait semblable. Il est évident que ces deux observations n'ont pas de rapport avec la lésion qui nous occupe.

Mais un fait avait frappé cet auteur. C'est la coïncidence ou plutôt la généralisation des tumeurs kystiques au foie et aux reins ; et il conclut par analogie que les kystes ont pour siége, dans l'un et l'autre cas, les canaux glandulaires.

Dans son article REIN, du *Dictionnaire encyclopédique*, revenant à la discussion sur l'origine des kystes conglomérés des reins, M. Lancereaux reconnaît l'obscurité qui enveloppe encore la question de la genèse des kystes. Il croit à une prolifération épithéliale, sans admettre l'influence de la néphrite interstitielle, non plus que la formation dans les espaces conjonctifs.

Enfin, si nous parcourons les bulletins de la Société anatomique, nous trouvons rapportées plusieurs observations de kystes des reins ayant accompagné la même dégénérescence dans le foie.

En 1865, M. Caresme présentait à la Société anatomique des pièces offrant une série de kystes séreux. Le foie, les reins, l'ovaire, en étaient le siége. La question étiologique ne fut pas élucidée.

M. Chantreuil, en 1867, recueillait, chez une femme morte de phthisie, un foie et des reins farcis de tumeurs kystiques à contenu incolore.

Plus tard, des pièces analogues furent présentées en 1868 par M. Joffroy; en 1869, M. Leboucher découvrit un foie kystique qui offrait deux ordres de poches : les unes parasitaires, d'autres purement séreuses.

Dans tous ces cas, la question de la genèse n'est pas discutée, M. Chantreuil cependant tendrait à voir là des ectasies des canalicules biliaires.

Une observation particulièrement intéressante est rapportée par le *Progrès médical* du 5 avril 1876; elle est due à M. Komorowski, interne de Paris, et l'examen histologique a été fait par M. Malassez.

Une femme, ayant eu plusieurs accès de fièvre intermittente, présentait depuis longtemps des symptômes graves du côté des reins. Hématurie, douleurs lancinantes. Elle succomba tout à coup à une hémorrhagie cérébrale.

Autopsie. — Dans le cerveau, vaste foyer sanguin, de la grosseur d'un œuf de poule, dans la partie moyenne du lobe droit. Cœur hypertrophié.

Dans la région rénale droite, grosse tumeur bosselée qui adhère en partie au duodénum et à la face inférieure du foie et qui est formée par le rein, dont la surface est recouverte de grosses vésicules arrondies, serrées les unes contre les autres.

On ne trouve pas de pus dans le tissu cellulaire ambiant. Le rein pèse 28 grammes.

Il offre 18 centimètres de longueur sur 9 centimètres de large. Le rein, du côté opposé, est le siége d'altérations analogues.

A la coupe, chaque moitié présente une multitude de vacuoles occupant les deux substances corticale et médullaire, altérées à ce point que toute distinction est devenue impossible.

Les kystes ne communiquent pas entre eux; ils sont séparés par des brides fibro-celluleuses de couleur rougeâtre. Ils contiennent une sérosité citrine, une matière tremblotante, du sang altéré, et de la sanie puriforme ou du vrai pus.

Il n'existe pas de communications avec les calices ou les bassinets, qui sont sains ainsi que les uretères. Analyse du liquide kystique des reins.

Réaction acide.

Urée.	2,37
Albumine.	5,90
Hydropisine.	14,70
Métalbumine	Id.
Matières minérales . .	3,50
Densité	1,013

Cette dégénérescence, qui altérait la substance des reins, avait commencé à *envahir le foie*. On voyait, en effet, sur la face supérieure, vers la région moyenne, une série de petits kystes aplatis gros comme une lentille, transparents, blanchâtres, tout à fait superficiels, et pénétrant à peine de 3 à 5 millimètres dans la substance du foie. On n'en trouve pas ailleurs.

Examen histologique dû à M. Malassez. Tous les kystes du foie sont tapissés intérieurement par un revêtement épithélial formé d'une seule couche de cellules polyédriques et cylindriques toujours aplaties. On trouve également des cellules caliciformes plus ou moins rapprochées les unes des autres.

Toutes ces cellules contiennent un noyau arrondi ou ovalaire. Le liquide de ces kystes est limpide et transparent; il n'a pu être examiné chimiquement.

Quant aux parois, elles sont formées par un tissu conjonctif fibreux dont les faisceaux sont, en général, disposés en lignes concentriques parallèles à la surface kystique.

Les parois, assez minces du côté de la cavité péritonéale, se continuent du côté du foie avec du tissu fibreux assez abondant qui s'interpose entre les lobules. Le microscope a permis de reconnaître dans ce tissu fibreux intra-lobulaire, avoisinant les kystes et leurs parois, de petites cavités kystiques qui ne sont généralement pas sphériques comme les cavités plus grandes, mais bien disposées en *boyaux* et en *lignes irrégulières*.

Ces cavités, irrégulièrement allongées, s'anastomosent comme des glandes. La préparation offre, du reste, un véritable aspect glandulaire. Les cavités les plus superficielles communiquent ainsi avec les plus profondes.

Entre les lobules du foie, à une certaine distance des principaux kystes, on remarque que le tissu fibreux est assez développé et contient des conduits épithéliaux. Ce sont de petites cavités tubulées, tapissées par un épithélium cylindrique ou polyédrique. On ne saurait *distinguer les plus fins conduits des canaux biliaires*.

En résumé, c'est là une forme de tumeur kystique comparable aux tumeurs kystiques du testicule et de l'ovaire. On ne saurait dire si les kystes sont des néoformations, ou s'ils procèdent des conduits biliaires dilatés. Ajoutons que le tissu hépatique, sauf la cirrhose et les tractus qui s'observent au voisinage des tumeurs kystiques, était sain.

Dans les reins, même épithélium, mêmes parois fibreuses, même propagation du tissu fibreux.

L'observation détaillée de M. Komorowski et l'examen si approfondi de M. Malassez laissent place à beaucoup de doutes, et l'on peut se demander quel a été le processus de la lésion? quel en est le point de départ?

que sont devenus les canaux biliaires au milieu de cette sclérose généralisée à l'organe complet?

Pour nous, peut-être un peu témérairement, nous verrions volontiers dans ces traînées épithéliales en forme de boyaux l'analogue des vaisseaux biliaires de nouvelle formation que nous avons observés avec le Dr Charpy. Ils sont représentés dans notre planche, et tout à fait semblables aux figures annexées aux leçons de M. le professeur Charcot sur les maladies du foie.

Ce sont les mêmes cellules sphériques, cylindriques ou polyédriques par pression, disposées sur deux rangées et serpentant dans le tissu conjonctif interlobulaire, pour de là former des mailles plus ou moins serrées autour des cellules hépatiques.

Quant à la forme irrégulière des kystes qui envoient des prolongements interlobulaires, elle se rapprocherait, il faut bien l'avouer, beaucoup plus des faits observés par Naunyn et par Rindfleisch que de la forme nettement arrondie que nous avons trouvée. Il est bon d'ajouter, toutefois, que la dégénération kystique, produite ainsi que nous l'expliquerons plus loin, a pu porter non sur des segments limités des canalicules, mais envahir un vaisseau ou un réseau canaliculaire tout entier. Nous aurions ainsi l'explication parfaite du cas observé par M. Malassez.

Dans ce fait comme dans le nôtre, nous assistons à une évolution qui semble identique : cirrhose interlobulaire primitive. Les cellules hépatiques sont comprimées, mais elles fonctionnent cependant, au moins en partie, comme le démontre le liquide biliaire que nous retrouvons dans la vésicule et les anciens canaux respectés par la lésion. Parallèlement à l'irritaion conjonctive, nous assistons à une lésion du même genre, dont l'action porte spécialement sur le revêtement épithélial des canaux biliaires et des canalicules.

Nous pensons qu'il ne sera pas inutile d'exposer rapidement l'état des voies biliaires dans la cirrhose hépatique, afin de montrer dans quelle partie de l'organe se montrent les phénomènes pathologiques que nous avons consignés.

Canalicules biliaires de nouvelle formation.

L'étude des canaux biliaires dans la cirrhose du foie, ou l'inflammation chronique de cet organe n'avait pas été très-approfondie avant les dernières années.

Les radicules originelles disparaissent, en partie, dans la gangue du tissu conjonctif envahissant, nous dit Frérichs dans son traité des maladies du foie. Cependant ajoute cet auteur, les branches principales présentent une inflammation de la muqueuse mais à cela près leur volume reste normal.

M. le professeur Gubler, dans sa thèse de concours pour l'agrégation, avait déjà parlé d'altérations ou d'ectasies des voies biliaires dans la cirrhose du foie. Ces dilatations sont dues à la rétraction du tissu conjonctif nouvellement formé. Il compare cette lésion à l'ectasie bronchique dans la pneumonie interstitielle. Il en résulte, dit cet auteur, une rétention biliaire dans les canaux fins interlobulaires et dans les cellules hépatiques. Nous nous appesantissons snr ce fait, car l'évolution n'est peut être pas toujours aussi simple. On a de cette façon l'explication du mode d'origine de certains kystes par rétention et non des kystes par prolifération épithéliale.

En 1874, M. Cornil publiait dans les *Archives de physiologie* un mémoire pour servir à l'histoire anatomique de la cirrhose hépatique. On sait, dit l'auteur, qu'il existe à l'état normal autour des lobules hépatiques des canaux biliaires de 20 à 25 μ ou millièmes de millimètres, possédant un revêtement intérieur de cellules épithéliales, cubiques, munies de noyaux. Ces canaux qui entourent l'îlot hépatique à sa périphérie, envoient des branches qui se détachent à angle droit et qui deviennent, subitement suivant Budge, ou insensiblement suivant Héring des canalicules capillaires biliaires. Ceux-ci qui sont connus depuis les travaux de Budge, Andrejevié, Mac-Gilavry, Eberth, Héring, etc., forment dans toute l'étendue de l'îlot un réseau extrêmement serré de canalicules très-fins, leur diamètre est compris entre 1μ3 et 2μ8 tandis que le diamètre de leurs mailles est de 14 à 17μ. On n'a pas découvert dans leur intérieur de cellules épithéliales. Leurs parois seraient formées par une cuticule apppartenant aux cellules entre lesquelles ils cheminent.

M. Legros et avec lui M. Cornil avaient vu dans l'ictère grave des canaux figurés dans les Archives de 1871, où l'on trouvait ce que l'on voit normalement chez les animaux (le porc en particulier); un revêtement épithélial propre des canalicules intra-lobulaires.

Eh bien, dans la cirrhose le même fait se produit et à mesure que le tissu embryonnaire d'abord, fibreux ensuite, progresse de la partie périphérique au centre de l'îlot, les cellules hépatiques comprimées et atrophiées finissent par disparaître. Dans le tissu conjonctif nouveau on trouve un réseau biliaire très-riche et très-intéressant.

Alors que les injections au nitrate d'argent ne permettaient pour ainsi dire pas d'apercevoir de paroi propre à ces canaux avant la cirrhose, on trouve une membrane très-mince tapissée par un épithélium cylindrique ou cubique et laissant au centre une lumière. A mesure que l'on se rapproche du centre de l'ilot, les conduits deviennent plus ténus et les cellules ont une forme moins régulière.

Faut-il voir dans ces canaux des organes qui avaient échappé à l'investigation, masqués qu'ils étaient par les cellules hépatiques normales ou détruites très-rapidement par la putréfaction cadavérique? C'est peu probable car ces canalicules ressemblent très-peu à ce que l'on a décrit chez les animaux comme canalicules intra-lobulaires. Ils ressemblent tout à fait, au contraire, à des canaux extra-lobulaires normaux. Faut-il admettre l'influence d'une prolifération épithéliale des canaux préexistants sous l'influence de l'inflammation chronique de la glande? C'est plus rationnel et notre cas tendrait à le démontrer.

Plus récemment, MM. Charcot et Gombault se sont occupés de l'état des voies biliaires dans la cirrhose hépatique. Ils déterminent la sclérose du foie par la ligature du canal cholédoque chez les animaux. C'est au niveau des espaces et des fissures inter-lobulaires que se sont produites les modifications les plus intéressantes, compressions et atrophie des lobules hépatiques par du tissu nouveau. Dans ce tissu, au microscope on trouve la coupe transversale d'un ou plusieurs vaisseaux de nouvelle formation et tapissés par un épithélium qui tend de plus en plus à prendre les caractères de l'épithélium des gros canaux biliaires.

Dans certains cas à la place de ces canaux, ou les accompagnant on voit de véritables traînées épithéliales sous forme de cellules polyédriques par pression ; et à la coupe ils apparaissent sous forme de ronds ou de trainées suivant leur direction; brusquement on les voit quitter un espace inter-lobulaire pour pénétrer dans une fente.

Ce que l'examen microscopique révèle, c'est un développement considérable des canalicules biliaires inter-lobulaires, se dilatant d'abord au niveau des espaces, pénétrant dans les fentes et finissant par s'insinuer jusqu'au centre des lobules.

Quant à la genèse de ces conduits on peut la comprendre de deux façons : par bourgeonnement des canaux anciens ou par transformation des canalicules intra-lobulaires.

La théorie du bourgeonnement serait peu admissible avec la rapidité de la lésion dans l'atrophie jaune aiguë.

L'idée de la prolifération épithéliale simple concorderait assez bien avec les faits que nous avons examinés.

Quant à l'hypothèse de la transformation de la cellule hépathique en épithélium biliaire, elle a été examinés à fond par MM. Kiener et Kelsch daus les Archives de 1876.

Ces auteurs cherchent à se rendre compte du mode de formation des canalicules nouveaux et de leur revêtement épithélial, et disons-le tout de suite, ils invoquent la transformation par voie de dégénérescence de la cellule hépatique en épithélium biliaire.

Etudiant les différentes formes de cirrhose, ils admettent que le tissu conjonctif ne se comporte pas toujours de la même façon (Voir la thèse de M. Hanot).

1° Dans les *carrefours* inter-acineux, on trouve le tissu de la capsule de Glisson épaissi, il existe un grand nombre de fibres concentriques à la section des gros vaisseaux.

2° Cloisons plus délicates circonscrivant les îlots parenchymateux.

3° Tissu embryonnaire pénétrant l'acinus entre les trabécules et le réseau capillaire qu'il comprime et tend à faire disparaître.

C'est dans l'acinus même qu'ils vont à la recherche des canalicules.

Le tissu embryonnaire envahit l'îlot de la périphérie au centre comprimant et faisant disparaître capillaires et trabécules hépatiques. On trouve alors des réseaux de colonnettes à cellules cubiques ayant la moitié des trabécules hépatiques 2 à 15 μ. Au dehors les colonnettes se continuent avec ces canaux inter-lobulaires.

D'autre part, en examinant un îlot où la désorganisation n'est pas complète on suit le canalicule de nouvelle formation jusqu'en un point où le trabécule persiste. On voit alors le canalicule se continuer avec l'espace trabéculaire par une sorte de tronc de cône.

La coloration des cellules au picro-carminate d'ammoniaque rend compte de la transformation insensible de la cellule hépatique en épithélium de revêtement.

Le proto-plasma coloré en jaune de la cellule normale glandulaire, diminue en même temps qu'augmente le nombre des noyaux colorés en rouge.

Ces auteurs ajoutent encore, pour combattre l'hypothèse du bourgeonnement et du refoulement épithélial ce fait que l'on verrait, dans ce cas, le trabécule envahi et oblitéré par 2 ou 3 cellules, tandis qu'ils trouvent la lumière centrale des canaux libres et une dégradation insensible dans la coloration des cellules épithéliales.

Passant à l'étude de l'évolution des réseaux biliaires ainsi formés, ils ont trouvé le genre d'altérations signalées par le professeur Gübler, rétrécissement et dilatation alternatifs de ces conduits par rétraction du tissu conjonctif.

Dans d'autres cas sous une influence irritative quelconque, l'épithélium canaliculaire prolifère à son tour; il gonfle le canal au point de le rompre et, à la coupe, on rencontre de petits conduits remplis d'épithélium biliaire.

En un mot, la lésion irritative dans ces cas ne porte pas son action sur un seul élément. On assiste, ainsi que dans le cas cité par nous, à l'évolution de plusieurs lésions concomitantes : hypertrophie du tissu conjonctif, hypergénèse de l'élément épithélial.

Sans vouloir analyser les conclusions que MM. Kiener et Kelsch ont posées pour terminer leur mémoire, qu'il nous soit permis de faire ressortir ce qui, dans notre observation, resterait inexplicable en admettant de tous points la théorie qu'ils invoquent.

Que deviendraient les pigments biliaires ? Il est plus que probable que dans les kystes en voie de formation alors que l'on a sous les yeux un simple amas de cellules en certains points même peu nombreux, on devrait découvrir des granulations pigmentaires.

Au lieu de cela nous trouvons dans tous les kystes un liquide purement muqueux, séreux plus tard, et tout à fait au début des cellules épithéliales, n'offrant aucune des particularités, aucun des principes de la cellule hépatique.

On nous objectera sans doute que la cellule primitive et normale a dégénéré et qu'elle est réduite à son noyau entouré d'une très-petite couche de protoplasma.

Quant à la lésion primitive, d'après ces auteurs elle a lieu du centre à la périphérie; en d'autres termes, ces dépôts ou amas de cellules se feront du centre à la circonférence autrement les canaux biliaires devraient renfermer le produit des sécrétions des cellules non encore dégénérées, des cellules centrales suivant eux. Mais nous objecterons le fait qu'il est impossible de retrouver les éléments de la bile à aucune époque du développement. Et enfin les kystes au lieu de se montrer d'abord au centre d'un lobule pour de là s'étendre dans les espaces périphériques, les carrefours comme ils les dénomment, suivent une évolution inverse. Débutant dans les espaces de M. Charcot et dans les fentes ils agissent ensuite par compression sur les parties ambiantes.

On nous reprochera peut-être de nous être étendu

un peu longuement sur ces faits qui n'ont qu'une relation très-indirecte avec notre sujet. Nous réclamerons l'indulgence en faveur de l'intérêt qui s'attache à ces questions.

DES KYSTES DUS A LA RETENTION BILIAIRE ET DES KYSTES DE NOUVELLE FORMATION.

Depuis longtemps on connaît les kystes biliaires dus à la rétention de ce liquide dans les conduits vecteurs. Lebert, Cruveilhier, pour ne citer que quelques auteurs, en ont cité des cas avec de fort belles planches à l'appui.

La plupart des exemples qui en ont été donnés ne laissent aucun doute sur leur origine. Dans les cas simples on ne saurait les confondre avec les kystes, qui nous occupent exclusivement. Seule l'obstruction des voies biliaires doit être invoquée. Malheureusement tous les faits observés ne sont pas aussi clairs, et nous avons déjà cherché à réfuter une objection qui se présente d'elle-même : les kystes de néo-formation ne sont autre que des poches biliaires à contenu plus ou moins modifié.

Les kystes biliaires purs peuvent reconnaître plusieurs modes d'origine. La rétention peut avoir lieu :

a) Par inflammation des canaux biliaires ;

b) Par lithiase biliaire ;

c) Par l'engouement inflammatoire des plus petits canaux;

d) Par un néoplasme oblitérant les canaux excréteurs.

Un symptôme *général*, *fondamental* de toute rétention biliaire, c'est l'*ictère*, avec coloration de quelques et même de toutes les humeurs de l'économie et décoloration partielle ou complète des matières fécales. L'examen des urines et des fèces se fait trop souvent de nos jours, et chaque clinicien a trop l'habitude de s'appuyer sur ce genre de recherches avant de formuler un diagnostic pour que nous croyions utile d'insister.

Quant aux autres signes de rétention sauf le volume de la vésicule biliaire qui en certains cas se laisse percevoir à travers la paroi abdominale, nous trouvons des symptômes communs à d'autres affections. Ils n'ont de valeur que par leur groupement et leur coïncidence avec les symptômes énumérés plus haut. Nous voulons parler des douleurs, coliques hépatiques de la cachexie, et de la fièvre hépatique signalée dans ces dernières années.

Nous arrivons aux signes fournis par l'examen *post-mortem*.

Outre l'obstacle siégeant soit sur un des canaux principaux du système biliaire, soit sur une des branches collatérales, on peut retrouver une disposition particulière des kystes.

(Voir l'observation de M. Baraduc dans le *Progrès médical*, 1876). Dans ce cas particulier les kystes sont comme appendus en grappe le long des canaux biliaires.

De plus, les injections faites dans les conduits de la bile ont toujours laissé pénétrer le liquide dans la dilatation kystique.

Enfin il est possible de retrouver, au moins en partie, soit chimiquement, soit par le secours du microscope, quelqu'un des éléments constituants du liquide biliaire, granulations, cholestérine, etc.

Un trop grand nombre d'auteurs ont fait des réserves sur ce dernier point pour que nous ne croyons utile de mentionner ce fait encore en litige.

Qu'il nous soit permis de rapporter ici un cas que nous avons observé pendant la préparation de ce mémoire. Il est intéressant par ce fait que le contenu de la vésicule biliaire qui au premier abord semblait être du mucus assez épais, et sans produits biliaires, présentait cependant à l'examen chimique et microscopique tous les éléments de sécrétion hépatique.

Jean Jard, 52 ans, entre à l'Hôtel-Dieu en août 1877. Pas d'antécédents morbides, pas d'alcoolisme. Début de l'affection suivant le malade, il y a trois mois par de l'ascite, œdème des membres inférieurs, troubles de la digestion. Pas d'ictère antérieur, pas de vomissements ou de selles sanguines.

Actuellement, facies cachectique, teinte ictérique des conjonctives bulbaires. Abdomen volumineux. Epanchement ascitique assez abondant avec suffusion séreuse des parois abdominales et des membres inférieurs; réseau veineux abdominal développé, matité hépatique 9 centimètres au niveau du mamelon, 7 cent. 1/3 en dehors. Pas de tumeur épigastrique appréciable, l'estomac est un peu distendu et très-sonore.

On conclut à une cirrhose atrophique avec ictère provenant de cicatrice ou d'obstacle siégeant sur un des gros canaux biliaires. (La vésicule est peu distendue.)

Les urines donnent par l'acide azotique la réaction caractéristique de la bile.

Mort 31 jours après l'entrée dans le service, avec symptômes de cholémie.

A l'autopsie, tumeur cancéreuse de l'épiploon avec péritonite de même nature. Foie scléreux avec tractus blanchâtres de la capsule de Glisson; il est notablement diminué de volume. Sur le trajet du canal cholédoque, induration cancéreuse ayant oblitéré la lumière du conduit biliaire. Fèces décolorées ; pas de bile dans l'intestin.

La vésicule cependant est peu volumineuse, contenant 50 à 60 grammes d'un liquide épais et visqueux à peu près incolore.

Par l'acide acétique rubans caractéristiques de mucine. Le liquide dissous dans 7 à 8 fois son poids d'eau et traité par le réactif de Petenkofer donne une belle coloration violet pourpre.

Au microscope, pas de cholestérine, granulations fines de mucus coagulé. Larges cellules graisseuses et gouttelettes libres de graisse. Epithélium cylindrique et enfin pigments biliaires jaunâtres condensés en petites masses. A côté nombreux cristaux de phosphate ammoniaco-magnésien.

L'examen le plus attentif ne permet pas de trouver de kystes ou de dilatations ampullaires.

On voit d'après ce fait que la rétention n'est pas toujours la cause des kystes, et qu'il faut la présence d'un facteur particulier; toutefois, nous ne savons pas si à une période ultérieure des kystes ne se seraient pas produits.

Mais, pour en revenir à la discussion qui nous occupe, un point capital pour la différenciation des kystes, c'est le lieu du développement. Tous évoluent en effet dans le réseau biliaire préexistant; le mode étiologique est d'autant plus facile à constater que l'on se rapproche le plus du début de la lésion. On surprend alors la nature sur le fait pathologique et dans ces cas le doute n'est plus permis.

Tous ces signes que nous ne faisons qu'indiquer de peur de paraître fastidieux permettront d'éliminer d'emblée de notre sujet cette forme particulière des kystes avec lesquels nous n'avons pas à compter. (Voir pour l'étude de la rétention la thèse de M. Butel, Paris, 1877.)

Les kystes parasitaires seront également mis hors de cause, attendu qu'il a été impossible à l'examen le plus attentif de découvrir aucun parasite, soit dans le foie, soit dans le rein, la rate ou les muscles.

MODE DE FORMATION DES KYSTES DANS LES CANALICULES BILIAIRES.

Si l'on s'en rapporte à l'examen histologique et aux planches de l'observation que nous avons citées, de même que dans l'observation de M. Malassez un fait vient immédiatement frapper les yeux : c'est la lésion cirrhotique du foie. Les lobules hépatiques, en effet, sont plus petits, moins réguliers qu'à l'état normal, et de plus ils sont séparés les uns des autres par d'énormes travées fibreuses. En certains points même on ne trouve que quelques rares cellules hépatiques. Nous n'ajouterons rien à ce qui a été décrit sur les lésions scléreuses de l'organe.

Les capillaires sanguins ont disparu en partie, de même que les canaux inter-lobulaires qui existent à l'état normal. Ces canaux, qui se reconnaissent assez facilement à leur volume et à leur contenu, ont fait place à de fins canalicules signalés par tous les auteurs comme des boyeaux ou des colonnettes d'épithélium. Ces cellules ont des formes variables par suite de la compression qu'elles ont à subir de la part du tissu connectif ambiant; tantôt sphériques, ailleurs cubiques ou cylindriques et plus ou moins polyédriques; elles sont très-vivement colorées en rouge par le carmin et disposées en forme de mailles et vont s'enfonçant jusque dans le lobule lui-même où il est cependant difficile de les suivre au milieu des cellules hépatiques persistantes.

Ces mailles d'épithélium ont été tranchées par la coupe en plusieurs points; elles simulent assez bien soit un fer à cheval, soit le S grec. Il est difficile de suivre un même canalicule dans tout son parcours à cause des circonvolutions que lui fait subir le tissu conjonctif. Toutefois, la forme, la dimension, la disposition des cellules de revêtement et la coloration plus foncée de ses éléments permettent de le distinguer très-nettement des parties environnantes.

On voit alors, au centre des points sclérosés, ainsi que nous l'avons dit déjà et ainsi que nous l'avons représenté, des canaux de même nature remplis de cellules épithéliales sphériques ou polyédriques avec noyau central. On en voit de plus en plus grands et offrant tous les intermédiaires, depuis le fin canalicule jusqu'à des vacuoles offrant dix ou douze fois le volume primitif.

Cet état constituerait le premier stade de la lésion ayant succédé à l'état cirrheux ou coïncidant avec lui.

Plus tard, les cellules centrales subissent la dégénérescence muqueuse, et c'est à ce moment que les plus petits kystes apparaissent comme de petits espaces remplis d'une matiere finement granulée. On trouve au centre des noyaux libres, des débris de cellules, et la paroi est tapissée par un revêtement épithélial formé d'une ou plusieurs couches de cellules polyédriques ou sphériques.

Quant aux cellules caliciformes dont parle M. Malassez, quoique notre examen n'en fasse pas mention, il est plus que probable que la rupture des cellules a dû s'effectuer de la façon indiquée par cet habile histologiste.

Tel serait le deuxième stade de la lésion. Enfin, dans la période ultime ou troisième stade, nous assistons à l'évolution des kystes formés dans les canalicules et ayant déjà acquis de grandes proportions. Les parois sont nettement organisées, revêtues d'une couche de cellules épithéliales pavimenteuses. L'exsudat peut être séreux ou séro-muqueux, formé aux dépens des cellules de revêtement et des capillaires de la paroi. L'évolution du contenu est diverse, suivant que le kyste est soumis à des conditions d'inflammation plus ou moins intense. Dans quelques cas la distension amène la rupture de vaisseaux sanguins, ce qui explique la coloration du contenu de quelques kystes d'un gros volume.

L'évolution dans le rein se ferait d'une manière à peu près identique, la sclérose de l'organe marquerait le début ; plus tard, sous l'influence de rétractions conjonctives, nous aurions de véritables ectasies avec prolifération épithéliale dans les canalicules urinifères. Les produits de rétention (urée) tendraient à justifier le mode de formation.

Une question capitale se pose maintenant. A quelle cause originelle conviendrait-il de rattacher les divers processus que nous avons signalés. Nous admettrons franchement la théorie de l'inflammation, théorie admise, du reste, par la plupart des auteurs pour la cirrhose du foie. L'irritation morbide de cet organe amène la production d'éléments conjonctifs embryonnaires, formation consécutive de travées fibreuses interlobulaires, et enfin disparition graduelle ou du moins compression des lobules hépatiques.

Plus tard se montre l'hypergénèse du tissu épithélial tapissant les canaux anciens, à mesure que ceux-ci disparaissent comprimés par le tissu conjonctif; les espaces connectifs sont envahis par l'épithélium sous forme de traînées ou de colonnettes. En certaines points la genèse épithéliale est tellement active qu'il se forme de véritables amas de cellules qui vont devenir le point de départ des kystes que nous avons étudiés.

Si le terme d'épithéliôme n'avait pas été employé pour des tumeurs d'une nature et d'une marche toutes différentes, nous appellerions volontiers épithéliomes kystiques, les tumeurs que nous avons eues sous les yeux. Toutefois l'épithéliome tel qu'on le conçoit actuellement est une tumeur qui ne peut pas s'organiser, et surtout qui ne se limite pas comme le font les kystes.

La lésion que nous avons citée trouverait, suivant nous, son équivalent complet dans les adéno-fibromes, les adéno-sarcômes, dans toute tumeur enfin où parallèlement à une lésion du tissu conjonctif, nous assistons à une évolution identique du tissu épithélial qui revêt les canaux ou les culs-de-sac glandulaires.

Ne serait-il pas possible d'admettre que la plupart des kystes vrais reconnaissent pour cause une prolifération morbide de l'épithélium, c'est ce que nous chercherons à démontrer dans notre deuxième partie.

DEUXIÈME PARTIE.

DE L'ORIGINE DES KYSTES VRAIS.

Les considérations dans lesquelles nous sommes entré au sujet des kystes du foie, nous ont déterminé à jeter un coup d'œil sur la kystogénie en général. Nous avons cherché s'il n'y aurait pas des analogies de formation dans les tumeurs de même nature des différents organes.

Nous en sommes arrivé à cette conclusion, qui du reste a été posée bien longtemps avant nous, c'est que les kystes vrais sont d'origine épithéliale. Ce sont des aberrations glandulaires (Cornil et Ranvier).

HISTORIQUE ET OPINIONS DIVERSES.

La théorie humorale a prévalu pendant longtemps; relativement à l'origine et à la formation des kystes, Ambroise Paré, Ingrassias, Marc-Aurèle, Séverin, Louis, expliquent ainsi la formation des kystes : hydropisie d'une cellule.

Haller et Morgagni émettent une opinion à peu près semblable ; accumulation de fluide dans une cellule, distension consécutive et pression sur les cellules avoisinantes. Les parois kystiques augmentent ainsi d'épaisseur par l'aplatissement des cellules périphériques.

Bichat réfuta cette opinion. Pour lui, les kystes ayant la plus grande analogie avec les séreuses, doivent avoir la même origine que ces membranes, lesquelles ne se forment pas par compression du tissu cellulaire.

On ne peut accorder les fonctions exhalantes et absorbantes des kystes avec la compression des vaisseaux et leur oblitération qui est la conséquence du mode de formation que l'on invoque.

On ne voit ni diminuer, ni disparaître le tissu cellulaire voisin, quand ces sacs sans ouverture, formés de cellules collées et appliquées les unes aux autres augmentent beaucoup de volume.

En établissant que les kystes se forment par la compression du tissu cellulaire, il faut donc dire que le liquide préexiste à l'organe formateur. Cela est aussi difficile à admettre que la préexistence de la salive à la glande parotide.

L'illustre auteur de l'Anatomie générale conclut en disant que les kystes naissent et croissent comme toutes les tumeurs que l'on voit végéter au dehors. La seule différence résulte de ce fait que l'exhalation des produits se fait à l'extérieur, tandis que dans les kystes la sécrétion se fait dans des poches. Il assimile tout-à-fait les kystes aux autres tumeurs de l'organisme.

Il croit que ce sont de simples aberrations, des applications non naturelles des lois qui régissent tous nos organes, qui président à leur développement. En un mot, une tumeur kystique est un organe parfait, développé dans un lieu qu'il ne devait pas occuper. Bichat, dans ce passage, parle donc sans la dénommer, de l'hétérotopie indiquée plus tard par M. Lebert.

Cruveilhier (essai sur la pathologie), partage l'opinion de Bichat sur la préexistence des kystes aux parties qu'ils contiennent.

Béclard (Anatomie générale), croyait difficile de décider entre ceux qui croient à la préexistence des parois et ceux qui, au contraire, admettent la preformation du contenu. Mais à l'appui de cette dernière opinion, il ne cite que les produits étrangers aux kystes, qui ne sont évidemment pas des kystes vrais.

Meckel (Anatomie générale), considérait les kystes comme autant de séreuses accidentelles.

Toutefois, il pense qu'un épanchement de fluide dans le tissu cellulaire précède la formation des kystes. Quant aux parois, elles ne sont pas le résultat d'une compression du tissu conjectif, mais bien d'une organisation complète.

Après avoir parcouru les différents auteurs qui se sont occupés de la question, nulle part nous n'avons pu recueillir d'observations tendant à démontrer l'origine purement épithélialo des kystes. Il faut arriver aux auteurs contemporains pour voir développer cette opinion qui simplifierait singulièrement une étiologie parfois bien obscure.

Que dit Rayer à propos des kystes du rein ? — Cet auteur a le mérite d'avoir reconuu que cet organe peut être le siége de deux ordres de kystes fort différents ; les kystes séreux et les kystes urinaires. Jusqu'à lui les kystes urinaires seuls étaient connus.

Il crut avec Simon, Rokitansky, Paget et Gairdner que les kystes séreux étaient les plus fréquents. Il résulte au contraire, des observations de Johnson, Virchow, Beckmann, Klebs, Rindfleisch, que les kystes urinaires se rencontrent bien plus fréquemment que les premiers; telle est aussi l'opinion de Roberts.

Quant à l'origine des kystes urinaires, Rayer admettait avec beaucoup de raison que la lésion était sous la dépendance de la néphrite interstitielle au moins, pour l'observation et la planche de son atlas (fig. 1 et 2. Pl. XXVI).

Les kystes séreux, suivant lui, se développeraient dans les gaînes des vaisseaux, mais le mécanisme de la formation est un peu obscur.

D'autres auteurs admettent l'origine épithéliale de ces kystes. Simon, Rokitansky, Paget, Gairdner, ont cru, mais sans pouvoir le démontrer, que les kystes étaient dus à la rupture des canalicules urinifères et à l'épanchement dans le tissu connectif inter-canaliculaire de cellules épithéliales qui s'organisent et engendrent les kystes par prolifération et regression séro-muqueuse consécutive.

On le voit, toute la théorie que nous cherchons à défendre est déjà présentée par les auteurs.

M. Lebert, dans son traité d'anatomie pathologique, s'est longuement occupé de la question que nous soulevons. Il divise les kystes en :

Kystes autogènes,

Kystes deutérogènes.

Les premiers, dans lesquels on comprendra certains kystes osseux, sont d'une origine bien obscure; il y aurait là une sorte d'hétérotopie plastique. Toutefois, l'auteur ne parle pas de la possibilité d'une genèse franchement épithéliale.

Les kystes deutérogènes comprendraient les kystes

glandulaires, par rétention; les kystes des bourses muqueuses, les kystes lacunaires, et enfin les kystes dus à l'hydropisie d'une *vésicule* close. Enfin, dans certains cas, il y aurait accumulation de liquide, soit dans une cellule, ainsi que le veut Frérichs, soit dans son nucléole, opinion acceptée par Rokitansky, et qui semble plus probable. A la suite de cette hydropisie, on verrait apparaître à l'intérieur des noyaux par scission ou segmentation du noyau primitif, formation d'un épithélium de revêtement et enfin kyste complet.

Cette théorie aurait au moins le mérite de la simplicité. Partout où existerait une cellule, la formation d'un kyste trouverait une explication très-logique. Telle est, du reste l'opinion admise par Bristowe et par Wilks pour la formation des kystes du foie, et par beaucoup d'auteurs pour expliquer la genèse des kystes de l'ovaire. Malheureusement les observations n'ont pas encore démontré ce mode de formation, au moins pour tous les cas.

Parmi les kystes nés d'une hydropisie de follicule clos, Lebert range les tumeurs de lathyroïde,de l'ovaire, des reins.

Il admet la prolifération de l'épithélium glandulaire, pour expliquer certains kystes des ganglions lymphatiques et de la mamelle,il y aurait là pour cet auteur, une sorte d'adénome.

Enfin, dans les kystes par rétention, Lebert place les hydropisies des bourses séreuses, les kystes des glandes mucipares dermoïdes, les kystes du foie, certains kystes des reins et du testicule.

Comme on le voit, cet auteur admet la genèse épithéliale des kystes, pour certaines formes que l'on ne pourrait expliquer sans cela, adémones ; mais la prolifération semblerait siéger dans toute espèce de cellule, *cellule conjonctive ou autre.*

Cette théorie nous amène aux idées du professeur Virchow.

Pour cet observateur, la plupart des tumeurs auraient pour point de départ le tissu conjonctif (Path. des tumeurs, p. 88). — Plus tard aurait lieu le stade de differenciation.

Les kystes, suivant cet auteur, comprendraient trois origines différentes :

1° L'extravasation, ou l'enkystement ;

2° La rétention ;

3° La prolifération, ou végétation.

Dans cette troisième classe il rangerait certains *kystes* du *cervelet* et une forme particulière de kystes, qu'il a rencontrés dans le tissu osseux et dont l'observation est relatée t. II, page 49. Cette tumeur kystique ne communiquait plus avec les voies aériennes, mais elle était tapissée de cellules cylindriques à cils vibratiles ; aussi, aurions-nous de la tendance à rapporter le cas à une expansion de l'épithélium des voies aériennes, ou des cellules ethmoïdales. Voilà deux formes de kystes qui devront reconnaître pour cause la prolifération épithéliale, ou l'hétérotopie cellulaire, sous peine de rester inexpliqués.

En résumé, nous trouvons dans l'ouvrage de M. Virchow des observations qui semblent parfaitement relever de la théorie de l'hypergénèse épithéliale.

Pour M. le professeur Broca, les kystes peuvent être

de formation entièrement nouvelle. Il y a les kystes par rétention ou par distension des cavités closes; enfin, il est une foule d'autres kystes dont l'origine est incertaine.

Les kystes néogènes ou de formation nouvelle sont peu nombreux et leur étiologie est fort obscure. Les kystes des os fournissent la plus grande partie des tumeurs de cette classe. Pour nous, la classe des kystes néogènes devrait disparaître, au moins en partie, pour laisser la place aux kystes progènes. Nous voyons en effet dans cette division les kystes osseux ou maxillaire dépendre d'une prolifération épithéliale énergique du follicule dentaire.

La théorie actuelle ou épithéliale est surtout indiquée par MM. Cornil et Ranvier. Les kystes, suivant ces auteurs, sont des aberrations glandulaires. Ils ont, jusqu'à un certain point, leur analogue comme structure dans les glandes composées de vésicules closes. Ce sont des membranes de tissu conjonctif, revêtues d'une couche épithéliale à contenu liquide, colloïde ou sébacé.

L'analogie avec les glandes est encore appuyée sur ce fait que bien souvent les kystes ne sont autres que des portions de tubes dilatés ou des culs-de-sac glandulaires, dont l'orifice s'est oblitéré.

Il ne faudrait pas croire, d'après cela, qu'il suffit de lier le conduit excréteur d'une glande pour obtenir des kystes véritables. On n'obtient le plus souvent que l'atrophie ou la sclérose de l'organe (expériences de MM. Charcot et Rombault).

MM. Cornil et Ranvier divisent ensuite les kystes d'après leur contenu :

Kystes sébacés, kystes muqueux, kystes colloïdes, kystes séreux.

Ces auteurs arrivent aux poches formées de toutes pièces :

Kystes périlaryngiens (Dumoulin),
Kystes du péritoine (Maisonneuve),
Kystes à épithelium vibratile (Fœrster),
Kystes osseux.

Ces tumeurs auraient, selon eux, de grandes analogies de structure avec les adénomes et les papillomes.

Mais le fait important pour nous, c'est le développement des kystes parallèlement à la lésion irritative d'un organe. Que voyons-nous dans le sarcome? Dans la mamelle, par exemple, le sarcome fasciculé s'accompagne dans bien des cas d'une prolifération de cellules glandulaires, telle que Billroth a cru devoir la désigner sous le nom d'adéno-sarcome.

En France, Velpeau les avait déjà confondus sous le nom d'adénômes.

Les adéno-sarcomes de Billroth ne sauraient constituer une espèce distincte de tumeurs. Dans les récidives, en effet, on trouve de plus en plus rarement des culs-de-sac glandulaires et les tumeurs secondaires n'en renferment jamais (Cornil et Ranvier, *Hist. path.*, 126 et suiv.).

Nous assistons simplement à une prolifération épithéliale-glandulaire déterminée par la lésion principale et conjonctive.

Telle serait du reste la manière dont nous comprendrions la formation des kystes vrais dans les organes glandulaires affectés de tumeurs diverses : fibrômes myxomes, carcinômes.

Mais nous admettrions volontiers l'opinion de Tiersch, qui croit que tout épithelium vient d'un épithelium, contrairement aux opinions de Cornil et Ranvier qui pensent que toute cellule embryonnaire peut donner naissance à une cellule épithéliale. Nous serons cependant d'une grande réserve à ce sujet.

Sans vouloir examiner longuement l'opinion de Rindfleisch relativement à l'origine de kystes, nous citerons à l'appui de notre manière de voir, ce qui se passe dans le lupus, sorte d'inflammation chronique de la peau.

Le processus commence par une abondante prolifération conjonctive dans le tissu interstitiel et périphérique des glandes sébacées et sudoripares. Les *tubuli* et les *acini glandulaires s'accroissent* en raison *directe* de l'abondance de la formation cellulaire à leur périphérie.

Le seul fait insolite que l'on rencontre dans les irritations morbides, c'est une légère transformation de la cellule normale, segmentation de la cellule et régression du contenu.

D'après Rindfleisch, ce sont de véritables adénômes, pour nous c'est une simple prolifération épithéliale, pouvant dans certaines conditions donner lieu à une dégénérescence kystique.

Uhle et Wagner (*Anath. path. gén.*) divisent les kystes non d'après leur contenu qui est très-variable dans la même poche, mais d'après le lieu du développement.

Examinant les tumeurs qu'ils n'ont pu classer, ils les comprennent sous le nom de kystes développés irrégulièrement. Ils procèdent suivant les auteurs, de corpuscules du tissu conjonctif ou de corpuscules analogues qui se multiplient par scission ou par formation endogène, de manière à produire un amas limité de jeunes cellules. Les plus extérieures forment la paroi des jeunes kystes. Celles qui sont contiguës forment l'épithélium de revêtement et les plus internes subissent la métamorphose muqueuse et constituent alors le contenu kystique.

Pour nous, le point de départ ne se trouverait pas être une cellule conjonctive, mais bien une cellule épithéliale. A part ce détail d'origine, le processus nous semblerait bien décrit.

Une grande classe de kystes était restée inexpliquée. Nous voulons parler des kystes osseux.

M. Magitot, étudiant l'origine des kystes maxillaires qui pendant longtemps étaient restés à l'état de phénomènes bizarres, est arrivé à ces conclusions : tout kyste spontané des mâchoires est de nature essentiellement et exclusivement dentaire. Qu'il soit à la période embryo-plastique, à la période odonto-plastique ou à la période coronaire, c'est l'*épithélium folliculaire* qui *joue le rôle essentiel*. Sous une influence quelconque, choc, inflammation, etc., si un vice de nutrition se produit, on verra des phénomènes d'hypergenèse épithéliale se manifester, soit primitivement, soit à la suite d'une secrétion dont l'agent principal est la paroi folliculaire. (Magitot, *Arch. médecin.*, 72.)

Si nous examinons maintenant les kystes que l'on rencontre dans le sein, la théorie de la genèse épithéliale est invoquée à chaque pas,

M. Cadiat, dans un Mémoire sur les kystes du sein, admet que ces tumeurs ont pour élément fondamental le tissu glandulaire existant souvent seul et normal, ou plus ou moins modifié par le développement consécutif ou parallèle de l'élément fibro-plastique.

Brodie et Velpeau avaient depuis longtemps avancé cette opinion soutenue plus tard par M. Giraldès, dans un Mémoire lu à la Société de chirurgie.

Plus récemment, MM. Coyne et Labbé, dans leur *Traité des tumeurs du sein*, ont étudié les diverses opinions des auteurs sur l'origine des kystes que l'on rencontre si fréquemment dans la mamelle.

Ils ont passé en revue d'une manière très-complète la théorie et le mécanisme invoqués par Astley Cooper, Velpeau, Cruveilhier, Benjamin Brodie, Nélaton, Birkett, Billroth, Lebert, Fœrster, Broca, Paget, Ollier, Verneuil et Cadiat, opinions que nous avons résumées en partie.

Ils en arrivent à la division et à la classification suivante :

1° Kystes par exsudation (obs. de Després) transsudation du sérum sanguin dans les espaces conjonctifs avec revêtement d'épithélium cylindrique.

2° Kystes par extravasation sanguine ou par enkystement.

3° Kystes par ramollissement de cellules du centre à la périphérie.

4° Enfin kystes glandulaires.

La 3e classe n'offre pas à proprement parler de véritables kystes ; la paroi en effet, n'offre pas toujours le revêtement épithélial caractéristique.

Quant à la 4e division qui est de beaucoup la plus commune, elle offre les kystes véritablement glandulaires, dus à la prolifération de l'épithélium. Cette classe offre des kystes d'une origine diverse :

1o Le kyste peut provenir d'une hypergenèse épithéliale accompagnant soit les néo-formations du sein, soit une inflammation simple.

2o Ils peuvent provenir d'une sorte de rétraction ou de déformation des conduits excréteurs ou des culs-de-sac glandulaires, phénomène généralement sous la dépendance de néoplasme ou d'hypertrophie conjonctive de la mamelle.

3o Une tumeur végétative (papillome) peut obstruer la conduit galactophore d'une glande et donner lieu à un kyste par rétention.

Dans un dernier groupe les auteurs placent les kystes dus aux rétractions cicatricielles pures ou accompagnant la sclérose de la mamelle.

En résumé nous voyons que dans la plupart des kystes vrais, l'irritation ou l'inflammation chronique de la glande mammaire porte son action, non-seulement sur le tissu péri-acineux, mais aussi sur l'élément glandulaire caractérisé par l'épithélium, qui devient ainsi le point de départ des kystes les plus nombreux. Cette inflammation est simple, ou sous la dépendance de tumeurs d'origine nullement inflammatoire, mais agissant par l'hypernutrition, la vascularisation qu'ils déterminent dans l'organe.

La théorie épithéliale simplifierait singulièrement les explications apportées par quelques auteurs pour justifier l'origine de certains kystes fort obscure encore de nos jours,

Nous terminerons ce rapide aperçu en citant l'opinion et l'observation de M. Malassez sur les kystes testiculaires qu'il a rencontrés. Ce sont, du reste, les observations de cet auteur qui nous ont déterminé à entreprendre ce travail :

Un jeune homme était porteur d'une tumeur du testicule qui avait débuté 7 mois auparavant. Santé excellente, pas de généralisation, on pratiqua l'ablation et six mois après, il n'y avait pas trace de récidive.

Cette tumeur est constituée par une masse kystique, complètement enveloppée par une masse rougeâtre qui la sépare de l'albuginée. On y trouve un grand nombre de cavités sphériques du volume d'un pois à une noisette, à contenu transparent et visqueux. Ces kystes sont séparés les uns des autres par des cloisons fibreuses et résistantes, et tout autour la masse rougeâtre dont nous avons parlé, n'est autre que le tissu testiculaire atrophié, refoulé et sclérosé.

Plus extérieurement l'albuginée distendue et amincie enveloppe la tumeur de toutes parts.

Le stroma est composé de fibrilles de tissu conjonctif entrelacées et contenant des éléments embryonnaires, des cellules conjonctives jeunes ou cellules lymphatiques. La surface des membranes a émis par place des bourgeons.

L'épithélium de revêtement a été examiné de plusieurs façons après des préparations différentes. Des cellules qui le composent, les unes sont plates et polygonales, vues de face ; filiformes, vues de profil, contenant un ou deux noyaux et présentant dans leur protoplasma des cavités remplies d'une substance réfringente et communiquant avec l'extérieur.

D'autres cellules sont plus petites, à peu près sphériques. D'autres enfin, sont manifestement caliciformes. Ces différentes formes de cellules se rencontrent dans un même kyste, non mélangées les unes aux autres, mais par places bien différentes.

Le contenu renferme des cellules épithéliales dégénérées, de la mucine, pas de spermatozoïdes.

Quant à la coque testiculaire, elle est formée par les tubes séminifères plus ou moins aplatis et déformés par le tissu conjonctif très-abondant. On trouve par places des fibres de tissu musculaire lisse.

Quelle est l'origine de ces kystes ? M. Malassez démontre que le point de départ ne se trouve ni dans l'épididyme, ni dans l'albuginée ou le corps d'Highmore mais que le tissu morbide est né dans le parenchyme testiculaire même. Quant à l'élément particulier il y a lieu de supposer que c'est l'épithélium plus ou moins dégénéré. Toutefois l'auteur n'ose pas affirmer que ce soit l'épilhélium testiculaire lui-même. Il croyait plutôt à une hérotopie. Le seul fait que nous retenions c'est l'origine épithéliale des kystes.

Cherchant à dénommer la lésion qu'il a sous les yeux, l'observateur écarte successivement et pour cause les termes de sarcôme, sarcocèle kystique, kystome ou hétéradénome et il emploie le nom d'épithéliome myxoïde.

L'auteur rapproche ce fait de cas pour lui analogues qu'il a observés dans les ovaires avec M. de Sinéty. Leur mémoire a été publié dans les Recueils de la Société de biologie d'avril 1876.

Ce sont des kystes plus ou moins nombreux disséminés dans les ovaires et tapissés d'un épithélium cylindrique. Ils sont séparés les uns des autres par des cloisons fibreuses résistantes et les parois de ces kystes peuvent donner naissance à de nouvelles poches. Les cellules de revêtement peuvent subir la dégénérescence muqueuse.

Dans aucun des kystes les plus petits en voie de développement, on n'a pu rencontrer d'ovules ou de disques proligères, ce qui permet d'éliminer l'hypothèse d'une formation par hydropisie des vésicules de Graaf. Il est vrai que, en aucun point de l'ovaire, on n'en peut découvrir de vestiges.

M. Malassez, ainsi que nous l'avons annoncé plus haut, croit à une véritable hétérotopie épithéliale, et il a donné à cette lésion le nom d'épithéliome myxoïde, faisant remarquer toutefois que cet épithéliome ne se généralise pas.

Si nous jetons maintenant un coup d'œil général sur l'histoire des kystes et de leur mode de formation, nous voyons qu'elle comprend deux périodes : la période ancienne où le kyste était considéré comme se formant dans *le tissu conjonctif*, et la période actuelle faisant provenir la poche kystique d'un *épithélium glandulaire* et des épithéliums en général.

Nous n'expliquerons certainement pas la formation de tous les kystes de cette façon ; toutefois il est bien permis au milieu de la confusion qui a régné pendant longtemps, de chercher à s'éclairer un peu.

Nous serons satisfait, si nous réussissons à attirer l'attention sur cette question.

CLASSIFICATION SOMMAIRE DES KYSTES.

Nous diviserons les tumeurs en kystes faux et kystes vrais, rangeant dans la première catégorie les hydropisies dans les cavités séreuses préexistantes et les kystes par rétention ou par obstruction d'un canal excréteur, ou encore les tumeurs par enkystement.

Nous réserverons le nom de kystes vrais à ceux qui sont dus à une prolifération active de l'épithélium.

Dans une première classe nous rangerons les kystes dépendant d'un épithélium qui aurait dû disparaître normalement : kystes restés pendant longtemps sans explication. Ils ne seraient plus néogènes, mais bien progènes.

Tels sont les kystes du maxillaire (Magitot). Certains kystes de l'ovaire qui, d'après Virchow, Waldeyer, etc., reconnaîtraient pour origine l'épithélium des tubes de Pflüger.

Nous formerons la 2e classe des kystes compliquant les inflammations chroniques : kystes du foie, kystes du rein, kystes du sein, du testicule, etc.

Dans ces cas parallèlement à l'inflammation de l'organe portant spécialement sur le tissu conjonctif, nous trouvons une prolifération très-active du tissu épithélial tapissant soit les culs-de-sac glandulaires, soit les canaux excréteurs. Nous assistons ensuite à l'évolution du contenu par régression ou fonte muqueuse des éléments, qui se fait du centre à la périphérie. Dans certains cas, ce contenu peut être purulent ou sanguin.

En troisième lieu, nous rangerons les kystes compliquant les tumeurs. L'évolution, dans ces cas, est à peu près identique à celle de la classe précédente. Nous retrouvons comme cause d'irritation ou d'hypernutrition des tumeurs diverses, fibrômes, sarcômes, carcinômes, etc.

Enfin, dans une quatrième et dernière classe, nous placerons les kystes dus à une sorte d'hétérotopie glandulaire ou épithéliale. Cette classe, croyons-nous disparaîtra par les recherches ultérieures, alors qu'il aura été possible de surprendre la lésion au début de la déviation pathologique. C'est à ces cas que l'on pourrait rapporter les kystes décrits par M. Malassez. Pour nous, tendant à généraliser le mode de formation de tous les kystes, nous croirions, *a priori*, plutôt à l'hypergenèse d'un épithélium venant des canaux glandulaires, ou bien en admettant l'hypothèse de MM. Cornil et Ranvier, à la déviation des éléments embryonnaires.

En résumé, nous conclurons ainsi notre mémoire :

1° Le foie et les reins peuvent être le siége d'une dégénérescence kystique assez souvent ignorée pendant la vie.

2° Cette dégénérescence accompagne généralement ou suit la sclérose de ces organes, elle est sous la dépendance de la lésion irritative.

4° Les kystes ont pour siége les canalicules glandulaires et pour origine, au moins dans le foie, l'hypergenèse épithéliale des nouveaux canalicules biliaires.

4° Ces kystes se différencient nettement de la rétention biliaire ou des poches parasitaires.

Deuxième partie.

Nous croyons, quant à l'origine des kystes en général, pouvoir étendre nos conclusions et dire :

Il est probable que les kystes vrais, primitifs ou secondaires, proviennent d'un épithélium préexistant, dévié comme forme et comme fonctionnement.

Ils se rattacheraient ainsi à une *origine embryonnaire* spéciale : l'*épithélium bien caractérisé* dérivant de feuillets spéciaux *interne* ou *externe* du blastoderme, par opposition à d'autres tumeurs, sarcome, fibrome, etc. nés dans le tissu conjonctif issu du feuillet *blastodermique moyen.*

Il y aurait ainsi une certaine autonomie des tumeurs, comme il en existe une pour les tissus normaux.

BIBLIOGRAPHIE

PORTAL. Maladies du foie et du traitement à y apporter. 1813.
LASSUS. *in* Journal de Corvisart.
BICHAT. Anatomie générale. Paris 1812.
HESSE. *in* Horn's. Archiv. 1819.
HAWKINS. Méd. surg. Transact. *in* Arch. médecine. T. V., série
ART. Kystes et foie *in* Dict. médecine 1838.
RAYER. Traité des maladies des reins.
BÉCLARD. Anat. et phys. gén.
ANDRAL. Anat. path.
BECQUEREL. Cirrhose du foie.
Arch. médecine 1840.
FORGET. Th. Paris. Kystes osseux, 1840.
Compendium de Fleury et Monneret.
LEREBOULLET. Mémoire de l'Ac. médecine 1853.
GUBLER. Th. Concours 1853.
MECKEL. Illust. méd. Zeitung 1852.
ABEILLE. Traité des hydropisies et des kystes 1853.
CRUVEILHER Anat. pathologique avec atlas.
LEBERT. Traité d'Anat. patholog.
BAUCHET. Mém. de l'Ac. de médecine 1857.
BRISTOWE. Transact. of. the. path. society 1856.
WILKS. idem 1857.
OLLIVIER. Cirrhose du foie hypert. *Gaz. hebdom.* 1860.
FOERSTER. Anat. path. 1863.
P. BROCA. Traité des tumeurs.
BILLROTH. Anat. générale 1867.
MOLLIÈRE. H. *Gaz. hebdom.* 1868.
CARESME. Bullet. de la soc. Anat. 1865.
CHANTREUIL. Eod. loc. 1867.
JIOFFROY. Eod. l. 1868
LEBOUCHER. Eod. l. 1869.
CONCHE. Dégén kyst. des testicules à Lyon. Médical 1865.
TILLAUX. Aff. kyst. du testicule. Société chirurgie de 1865.
NAUNYN. Cyst. sarc. du foie. *in* Arch. f. Anat phys. und Wissen Medizin. 1866.
FRÉRICHS. Traité des malad. du foie 1866.

FRIEDREICH. Arch. f. Anat. path. T. XI.
VIRCHOW. Traité des tumeurs, 1868.
LEGROS. Arch. physiol. 1871
LANCEREAUX. Anat. path. avec atlas, 1871.
UHLE et WAGNER. Anat. générale 1872.
CORNIL et LEGROS. Arch. phys. 1872.
MAGITOT. Kyst. dentaires. Arch. médecine 1872.
BECKMANN. Virchov's Arch. t. IX.
ERICHSEN. Eod. loc. t. XXX.
HERZ. Eod. loc. t. XXXIII.
RINDFLEISCH. Anat. path. 1873.
FARABEUF. Des épithéliums, *in* concours 1873.
ROSENSTEIN. Mal des reins 1874.
CADIAT. Progrés médical 1874.
CORNIL. Arch. physiolog. 1874.
HEURTAUX. Art. kyst. *in* dict. de méd. et chirurgie pratiques.
LANCEREAUX, Art. rein *in* dict. encycl.
LÉCORCHÉ. Traité des maladies des reins.
COYNE et LABBÉ. Traité des tum. bénignes du sein. Paris.
BRUCY. Kystes séreux. Th. Paris 1876.
DE SINÉTY et MALASSEZ. An. soc. de biologie 22 av. 1876.
CHARCOT et GOMBAULT. *in* Arch. de physiol. 1876.
CORNIL. *in* Arch. physiol. 1876.
HANOT. Thèse Paris 1876.
KOMOROWSKI et MALASSEZ, *in* progrès médical 1876.
BARADUC. Eod. loc. 1876.
KIENER et KELSCH. *in* Arch. physiol. 1876.
MALASSEZ. *in* Arch. physiolog. 1874.
BUTEL. Th. Paris 1877.
CHARCOT. Malad. du foie et des reins. Paris 1877.
CORNIL et RANVIER. Manuel d'histol. norm. et path. 1877.
LAVERAN. Dégén. kystiq. des reins chez l'adulte et traité d'anat. path., divers art. foie, kystes, reins.

PARENT, imprimeur de la Faculté de Médecine, rue Mr-le-Prince, 31.

fig. 3

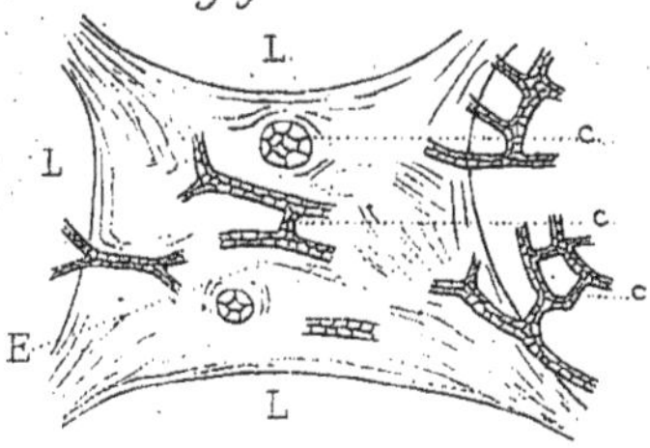

fig. 5

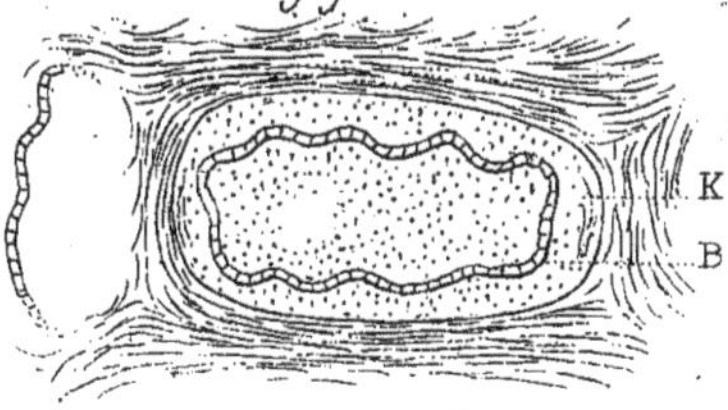

fig. 2

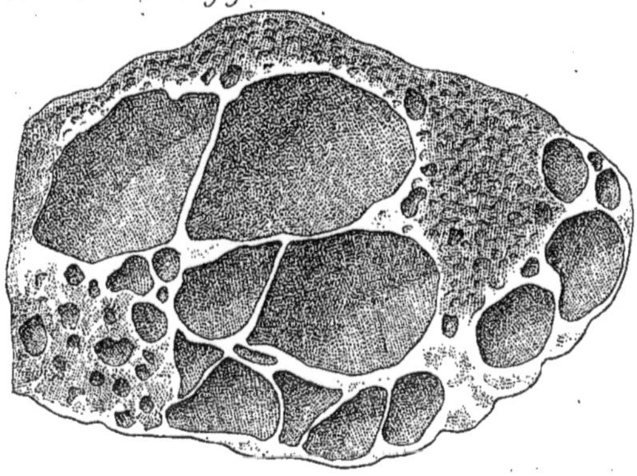

fig. 4

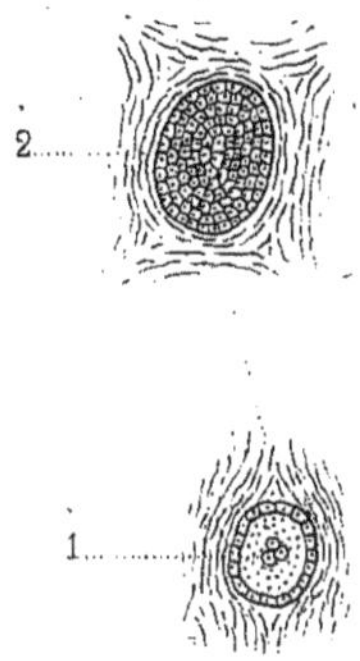

fig. 1

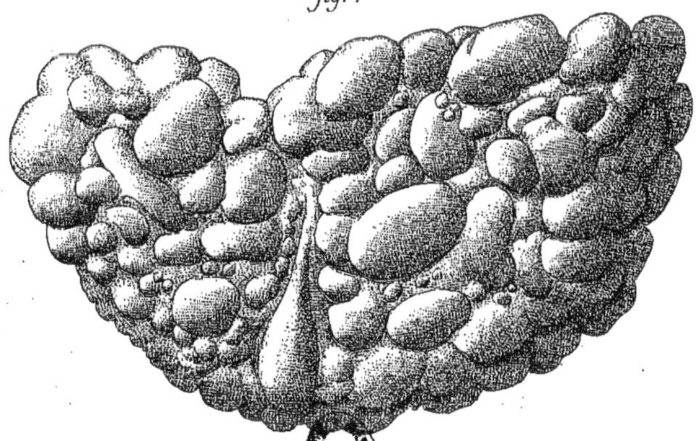

F. 1 — Face inférieure du foie.

F. 2 — Coupe du lobe Droit.

F. 3
- L — Lobule hépatique.
- E — Espace inter-lobulaire scléreux et agrandi.
- C — Canalicules biliaires de nouvelle formation.

F. 4
- 1 — Canalicule nouveau dilaté par de la mucine.
- 2 — Canalicule nouveau rempli de cellules épithéliales.

F. 5
- K — Kyste avec mucus coagulé et bordure épithéliale.
- B — Détachée et flottante.

Imp. A. Roux, rue Centrale. 21, Lyon.

BEALE. **De l'urine, des dépôts urinaires et des calculs**, de leur composition chimique, de leurs caractères physiologiques et pathologiques, et des indications pathologiques qu'ils fournissent dans le traitement des maladies. Traduit de l'anglais et annoté par MM. Auguste Ollivier et Georges Bergeron. Paris, 1865, 1 vol. in-18 jésus, de XXX-540 pages, avec 163 figures. 7 fr.

Congrès médical de France. Deuxième session, tenue à Lyon, du 26 septembre au 1er octobre 1864. Paris, 1865, in-8 de 688 pages, avec planches. 1 fr. 50

DELEFOSSE. **Procédés pratiques pour l'analyse des urines**, des dépôts et des calculs urinaires. *Deuxième édition*. Paris, 1877, in-12 de 136 pages, avec 18 planches. 2 fr. 50

DAVAINE. **Traité des Entozoaires et des maladies vermineuses de l'homme et des animaux domestiques.** 2e *édition* 1877, in-8, 1004 pages avec 110 figures intercalés dans le texte. 14 fr.

DESGRANGES. **Leçons de clinique chirurgicale** professées à l'Hôtel-Dieu de Lyon, recueillies par MM. les docteurs SERULLAZ et CHRISTOT. Premier fascicule : Tumeurs abdominales. Corps étrangers du genou. Tumeurs du sein. 2e fascicule : Tumeurs de la langue et du pharynx, lésions de la voûte palatine et uranoplastie, tumeurs du testicule. Paris, 1867 in-8 de 108 pages. Prix de chaque fascicule. 2 fr.

FRERICHS. **Traité des maladies de foie et des voies biliaires**, trad. par les Docteurs DUMENIL ET J. PALLAGOT. *Troisième édition* 1876, in-8 avec figures dans le texte. 12 fr.

JULLIEN. **Transfusion du sang**, par le docteur Louis JULLIEN, professeur agrégé de la Faculté de médecine de Nancy. 1875, 1 vol. in-8 de 329 pages avec fig. 5 fr.

JULLIEN. **Traité pratique des maladies vénériennes**, par le Dr JULLIEN, 1878, 1 vol. de 700 pages avec 150 fig.

LEUDET. **Clinique médicale** de l'Hôtel-Dieu de Rouen, par le docteur E. LEUDET, médecin en chef de l'Hôtel-Dieu de Rouen, 1874, 1 vol. in-8 de 630 pages. 8 fr.

ROBIN (Ch.). **Leçons sur les humeurs** normales et morbides du corps de l'homme. *Deuxième édition*. Paris, 1874, 1 vol. in-8 de XII-1008 pages avec 35 fig., cart. 18 fr.

RAMIREZ. **Traitement des abcès du foie**, 1867, in-8. 2 fr. 50

ROUIS. **Recherches sur les suppurations endémiques du foie**. Paris, 1860, in-8. 6 fr.

TEISSIER (L.-J.). **Du diabète phosphatique.** Recherches sur l'élimination des phosphates par les urines ; conditions physiologiques modifiant l'élimination des phosphates; influence du régime alimentaire et variations pathologiques, 1877, in-8 de 170 pages, avec un tableau. 3 fr.

TROUSSEAU. **Clinique médicale** de l'Hôtel-Dieu de Paris, par J. TROUSSEAU, professeur à la Faculté de médecine de Paris, médecin de l'Hôtel-Dieu. *Cinquième édition*. Paris, 1877, 3 vol. in-8 de chacun 800 pages, avec un portrait de l'auteur 32 fr.

VALETTE. **Clinique chirurgicale** de l'Hôtel-Dieu de Lyon, par A. D. VALETTE, professeur de clinique chirurgicale à l'École de médecine de Lyon. Paris, 1875, 1 vol. in 8 de 720 pages, avec figures. 12 fr.

Paris. — A. PARENT, imprimeur de la Faculté de Médecine, rue M.-le-Prince, 29-31.

www.ingramcontent.com/pod-product-compliance
Ingram Content Group UK Ltd.
Pitfield, Milton Keynes, MK11 3LW, UK
UKHW031943260826
14628UKWH00004B/1815